EXTRAIT

DU

GUIDE MÉDICAL

A

CONTREXÉVILLE

DEUXIÈME ÉDITION

RENSEIGNEMENTS GÉNÉRAUX

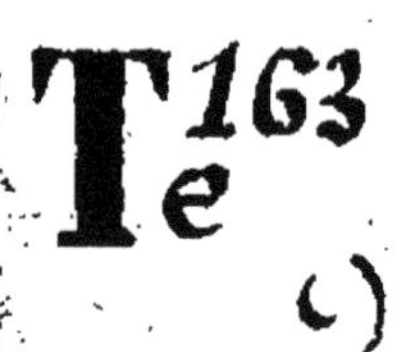

GUIDE MÉDICAL

A

CONTREXÉVILLE

DU MÊME AUTEUR

Des Eaux minérales de Contrexéville et de leur emploi dans le traitement de la Goutte, de la Gravelle, etc. Paris, Ad. Delahaye, 1869.

Des Gravelles rares. Paris, Delahaye, 1872.

Traitement de l'Uréthrite chronique par l'eau de Contrexéville. Paris, Delahaye, 1874.

De la Fragmentation spontanée des pierres dans la Vessie, communication au congrès international de médecine de Bruxelles, 1874.

Des Causes de la Gravelle et de la Pierre, étudiées à Contrexéville, mémoire couronné par l'Académie de médecine (32 gravures). Paris, Delahaye, 1876.

La Gravelle pileuse, communication au congrès international de Genève, 1876.

Traitement des Coliques hépatiques à Contrexéville. Paris, Delahaye, 1878.

Analyse spectrale de l'Eau de la source du Pavillon, avec la collaboration de M. Willm. Paris, 1879.

Traitement de l'Incontinence essentielle d'urine chez les enfants, par l'eau de Contrexéville à l'intérieur, mémoire présenté à l'Académie de médecine, 1880.

GUIDE MÉDICAL

A

CONTREXÉVILLE

(VOSGES)

PAR

LE Dr DEBOUT D'ESTRÉES

Médecin inspecteur des Eaux de Contrexéville,
Lauréat de l'Académie de médecine,
Membre de la Société d'hydrologie médicale de Paris, etc.
Chevalier de la Légion d'honneur.

DEUXIÈME ÉDITION

PARIS
DELAHAYE ET LECROSNIER, ÉDITEURS
PLACE DE L'ÉCOLE-DE-MÉDECINE

1881

PRÉFACE

DE LA DEUXIÈME ÉDITION

L'accueil exceptionnellement bienveillant fait par nos confrères et par leurs malades à notre Guide médical, qui leur fournit, sous un petit volume, tous les renseignements qui peuvent leur être utiles, nous a mis dans la nécessité de faire cette nouvelle édition, qui s'imposait d'ailleurs par les circonstances. L'achèvement du chemin de fer, inauguré le 1er mars 1881, modifie profondément l'itinéraire de Contrexéville et fait tomber une des objections faites par les malades à leurs médecins, la difficulté d'accès ; les anciens habitués de Contrexéville se rappellent avec effroi les cinq heures de voiture qu'il fallait supporter lorsqu'en 1867 on venait à Contrexéville par la Ferté, puis les trois heures nécessitées, de 1868 à 1877, par le voyage de Neufchâteau à Contrexéville, réduites, depuis cette époque, à une heure et demie par l'ouverture de la station d'Aulnois.

L'ouverture de la station de Contrexéville aura l'avantage marqué de supprimer le long détour que faisaient les voyageurs venant de Paris, pour aller de Chaumont à Aulnois par Neufchâteau. Les malades venant du Midi, dont le voyage était retardé par les multiples changements de train, bénéficieront plus encore de l'ouverture de la ligne de Chalindrey à Contrexéville, qui les met en communication directe avec Dijon et abrège leur voyage de moitié.

Une autre objection, faite autrefois par les malades à leurs médecins qui désiraient les envoyer à Contrexéville, consistait à invoquer l'absence de distractions. La construction du nouveau Casino, avec sa charmante salle de théâtre et ses salons de jeux et de réunion, ne permet plus aujourd'hui de l'invoquer et met Contrexéville au rang des premières stations hydrominérales, qu'elle occupait depuis longtemps par les propriétés de ses eaux, universellement reconnues.

C'est donc un service à rendre à nos confrères que de les mettre à même de réfuter des objections qui n'ont plus de raison d'être.

Au point de vue médical, nous leur signalerons les nouvelles applications de l'eau de Contrexéville dans l'*incontinence essentielle d'urine des enfants*. Nos expériences à cet égard, relatées dans un Mémoire lu, le 24 mars 1880, à l'Académie de médecine, ont été des plus concluantes. Ce traitement, quoique fait à domicile, nous a donné dix succès sur treize cas observés, dont l'un d'incontinence diurne et nocturne, chez un enfant de huit ans et demi, dont la guérison s'est maintenue depuis quinze mois sans récidive. Nous attendons d'en avoir recueilli un plus grand nombre avant d'en faire l'objet d'une publication spéciale ; mais, dès aujourd'hui, nous pouvons leur donner l'indication suivante.

L'eau de Contrexéville, bue à jeun ou avant les repas, à la dose de 40 centilitres à 1 litre par vingt-quatre heures, suivant l'âge de l'enfant, donne des résultats décisifs chez les sujets dont l'incontinence provient du défaut de tonicité et de contractilité de la vessie.

Son action peut être mise en parallèle avec les moyens suivants : hydrothérapie, toniques, ergotine et strychnine.

L'innocuité absolue et la facilité du traitement par l'eau de Contrexéville en recommandent l'emploi dans l'incontinence d'urine des enfants.

Nous serions heureux de voir nos confrères expérimenter cette médication et de leur fournir ainsi un moyen de combattre efficacement une infirmité si désagréable et souvent si rebelle à tout traitement.

A côté de ces indications toutes nouvelles du traitement hydrominéral, nous signalerons aux praticiens, qui n'ont plus besoin d'être édifiés sur les résultats obtenus dans la gravelle, la goutte et surtout la goutte atonique, le catarrhe vésical, par la cure à Contrexéville, les effets remarquables obtenus dans le *diabète goutteux* et dans les *coliques hépatiques*.

Le nombre des diabétiques augmente

tous les ans dans notre station, et la clinique de Contrexéville s'enrichit chaque année de nouveaux succès.

Ces succès seraient encore bien plus nombreux et plus durables, si les malades et surtout les goutteux et les graveleux qui fréquentent notre station voulaient, à leur retour dans leurs foyers, s'astreindre à observer rigoureusement les règles d'hygiène qui leur sont prescrites ; mais malheureusement le plus grand nombre se borne à venir demander à la cure hydrominérale l'impunité pour des excès futurs.

D^r D.

Avril 1881.

RENSEIGNEMENTS GÉNÉRAUX

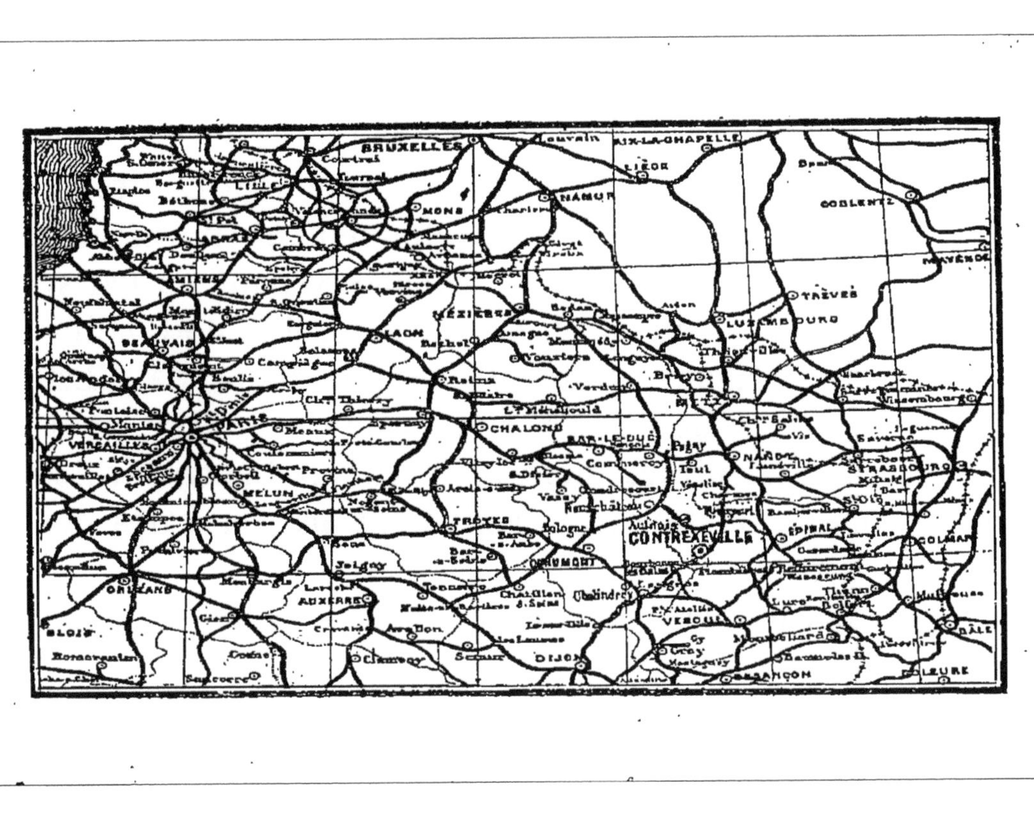
BRUXELLES
AIX-LA-CHAPELLE
NAMUR
MONS
COBLENTZ
TREVES
LUXEMBOURG
LAON
BEAUVAIS
PARIS
VERSAILLES
MELUN
CHALONS
BAR-LE-DUC
STRASBOURG
TROYES
CONTREXEVILLE
EPINAL
CHAUMONT
AUXERRE
BLOIS
VESOUL
DIJON
BALE
Reims
Meaux
Sens
Joigny
Tonnerre
Avallon
Toul
Commercy
Langres
Gray
Belfort
Mulhouse

RENSEIGNEMENTS GÉNÉRAUX

Nouvel itinéraire. — Tarifs de la buvette des bains, des douches, de l'eau en bouteilles. — Nouveau Casino et théâtre. — Hôtels et maisons meublées.

Le 1er mars 1881 a été inaugurée la ligne de chemin de fer qui dessert directement Contrexéville et qui modifie profondément l'itinéraire suivi jusque-là par les malades venant de Paris, du Midi ou du Nord. Cette ligne, dite de Châlindrey à Nancy, quitte la grande ligne de l'Est de Paris à Belfort à la station de Chalindrey, pour remonter directement au Nord sur Contrexéville, comme on le verra facilement par la carte ci-contre.

L'itinéraire de Paris à Contrexéville est donc le suivant :

Chemin de fer de l'Est, ligne de *Paris à Belfort*, embranchement de *Chalindrey à Nancy*, station de *Contrexéville.*

De *Lyon* et de *Marseille* on viendra directement par Dijon et Is-sur-Tille à Chalindrey et Contrexéville.

De *Bâle* et de *Mulhouse* on arrive facilement par la grande ligne à Chalindrey, sans aller, comme en 1880, jusqu'à Chaumont.

De *Londres* et d'*Angleterre* il est préférable de passer par Paris. Cependant on peut à la rigueur venir par Amiens, Laon, Reims, Nancy et Mirecourt à Contrexéville.

De *Bruxelles* on arrivera par Luxembourg, Metz, Nancy et Mirecourt à Contrexéville.

Pendant la saison, des wagons spéciaux évitent aux voyageurs venant de Paris l'ennui du changement de train à Chalindrey.

Pour les heures de départ et d'arrivée, consulter les affiches ou l'indicateur des chemins de fer; les personnes qui habitent Paris trouveront d'ailleurs chez M. Adam, entrepositaire des Eaux de Contrexéville, 23, rue de la Michodière, tous les renseignements qu'elles pourraient désirer.

Formalités à remplir par les personnes qui désirent faire usage des sources de l'établissement hydrominéral.

Nul malade ne peut être admis à boire aux Sources de l'Etablissement hydrominéral de Contrexéville si, au préalable, il ne s'est présenté au bureau qui se trouve dans l'enceinte de la source du Pavillon, pour verser la somme de 20 francs, pour droit d'usage des Eaux minérales.

Il lui est remis une carte personnelle dont il doit être porteur et qu'il doit représenter à toute réquisition des préposés aux Sources.

C'est également dans ce bureau que lui seront délivrées les cartes de bains ou de douches, d'après le tarif ci-après :

Bain minéral	1f,50
Bain de 1re classe avec petit salon	2,50
Bain de son	2,00
Bain de tilleul	2,50
Douche ascendante	0,75
Grande douche à percussion	1,50
Bain de siège à eau courante	1,50
Bain minéral à domicile	3,00

Dans le prix du bain sont compris un peignoir et deux serviettes ; les linges supplémentaires sont taxés comme il suit :

Une serviette	10	centimes.
Peignoir de toile	15	—
Peignoir de laine	15	—
Fond de bain	20	—
Sandales	15	—

Les services sont ouverts de 5 heures à 10 heures du matin et de 1 heure à 5 heures du soir.

La durée d'un bain est de 1 heure.

Celle d'une douche est de 15 minutes. Passé cette limite, l'Administration a droit d'exiger un second cachet de bain ou douche.

Prix de l'eau des sources du Pavillon et de la Souveraine.

Caisse de 50 bouteilles........... 33 fr. 90
Caisse de 25 bouteilles........... 18 fr. 25

Toutes les expéditions se font contre remboursement. — Toutefois, les personnes qui désirent s'affranchir des droits de retour d'argent peuvent adresser, avec leur commande, un mandat sur la poste de 33 fr. 90 pour une caisse de 50 bouteilles, et de 18 fr. 25 pour une caisse de 25 bouteilles, rendues en gare de Contrexéville. Les expéditions à l'étranger se font contre mandats sur la poste de Contrexéville ou chèques à vue sur Paris.

Adresser les demandes d'eau au directeur de l'Établissement, à Contrexéville, ou au Dépôt central, rue de la Michodière, 23, à Paris.

CASINO DE CONTREXÉVILLE

Directeur : M. Aurèle.

Le 1er juin 1881 seront inaugurés les salons du nouveau Casino, commencé le 1er septembre 1880 et presque terminé au moment où nous écrivons. De plain-pied avec la salle de théâtre, ceux-ci offriront aux visiteurs le confort qu'ils sont en droit d'attendre d'une station aussi importante que Contrexéville.

La troupe, composée de vingt-cinq personnes, donne à Contrexéville quatre représentations par semaine, les dimanche, mardi, mercredi et vendredi ; le jeudi est consacré à de la musique de danse ; le lundi et le samedi sont réservés aux représentations d'artistes de passage à Contrexéville, aux bénéfices, aux concerts d'artistes étrangers ou à des spectacles variés, tels que prestidigitateurs par exemple ; en outre, l'orchestre se fait entendre dans le kiosque reproduit plus loin par notre gravure, le matin de 7 à 9 heures et l'après-midi de 3 à 5 heures.

Les prix de l'abonnement au Casino pour une saison de vingt et un jours sont les suivants :

Une personne........................	25 fr.
Deux personnes......................	40 fr.
Trois personnes.....................	55 fr.
Abonnement de famille............	70 fr.

L'aboñné a droit à toutes les représentations, à l'entrée des salles de jeux, de lecture et de billard ; toute personne non abonnée paye une entrée de 3 francs.

TIR AUX PIGEONS.

Nous ne pouvons donner aucun renseignement sur les conditions du tir aux pigeons qui doit être inauguré pendant la saison qui va s'ouvrir au moment où nous écrivons ces lignes ; cette distraction, fort à la mode maintenant, sera très goûtée des habitués de Contrexéville.

PROMENADES ET EXCURSIONS.

Le lecteur trouvera dans le premier chapitre du Guide qui va suivre les renseignements relatifs aux promenades à Contrexéville, ainsi que les indications nécessaires à une excursion dans les Vosges, que nous recommandons aux amateurs de sites pittoresques, dans un pays trop peu connu malheureusement, mais que l'inauguration du chemin de fer permettra maintenant de parcourir facilement.

Nous ne donnerons ici que les distances des promenades les plus ordinaires :

Viviers, 7 kilomètres.
Bonneval, 10 kilomètres.
Chèvre-Roche, 12 kilomètres.
Saint-Baslemont, 12 kilomètres.
Château de Houécourt, 11 kilomètres.
Chêne des Partisans, 14 kilomètres.
Mattaincourt, 25 kilomètres.
Mirecourt, 27 kilomètres.

Neufchâteau, 28 kilomètres.
Domrémy, 35 kilomètres.

(Ces dernières excursions se font facilement par le chemin de fer.)

Un *bureau télégraphique,* qui chaque jour affiche la cote de la bourse, est installé près du Pavillon de la Souveraine.

Le *bureau de poste* a quatre courriers par jour; les lettres mises à la poste avant six heures à Paris sont distribuées à Contrexéville à 8 heures du matin, ainsi que les journaux du soir ; le dernier courrier pour Paris part à 6 h. 20 du soir.

Les renseignements que nous venons de fournir nous paraissent suffire amplement aux personnes qui désirent se rendre à Contrexéville. Si, néanmoins, il en était autrement, nous les engageons à s'adresser par lettre au directeur de l'Établissement à Contrexéville (Vosges), ou, si elles habitent Paris, à M. Adam, entrepositaire des Eaux de Contrexéville, 23, rue de la Michodière.

HOTELS.

La saison commençant le 20 mai, tout étranger qui arrivera après le 15 juin fera bien d'assurer d'avance son logement ; cette précaution est d'ailleurs indispensable à partir du 1er juillet.

Grand Hôtel de l'Établissement (M. Morel, fermier).
Hôtel de la **Providence**, tenu par Étienne.
— de **Paris**, tenu par Schuhkraft.
— **Martin-Mansuy**, tenu par F. Martin.
— des **Apôtres**, tenu par Blaizot.
— **Parisot**, tenu par Parisot.
— **Martin aîné**, tenu par Alf. Martin
— du **Vair**, tenu par Bernard.
— **Harmand**, tenu par Harmand.
— de **France**, tenu par Mongeot.
— du **Pavillon**, tenu par Colson.
— du **Parc**, tenu par Picard.

MAISONS MEUBLÉES.

Maison Fourneaux (hôtel des *Vosges*).
— Veuve Lepage.
— Gustave Lepage.
— Barthélemy Chrétien.
— Maucotel.
— Contal.

Maison GARION.
— LASSAUSSE.
— PERRUT.
— BACHMANN.
— Veuve LEGUEN.
— Amélie GAUTHIER.
— MARTIN-VILLEMAIN.
— MANSUY-VUILLAUME.
— DAVIGNON.
— GRANDVALLET.
— Ferdinand PARISOT.
— Veuve Robin.
— JUVIN aîné.
— JUVIN jeune.
— MANUSSIER.

LOUEURS DE VOITURES A CONTREXÉVILLE.

Huin, à l'Etablissement.
Joublin, rue du Pont-Rouge.
Lallemant, Grande-Rue.
Colson, hôtel de l'Anneau-d'Or.
F. Parisot, route de Dombrot.
Gérard, Grande-Rue.

Les prix des voyages et des promenades sont débattus de gré à gré et varient suivant la voiture (calèche, break ou panier).

Paris.— Typographie A. HENNUYER, rue d'Arcet, 7.

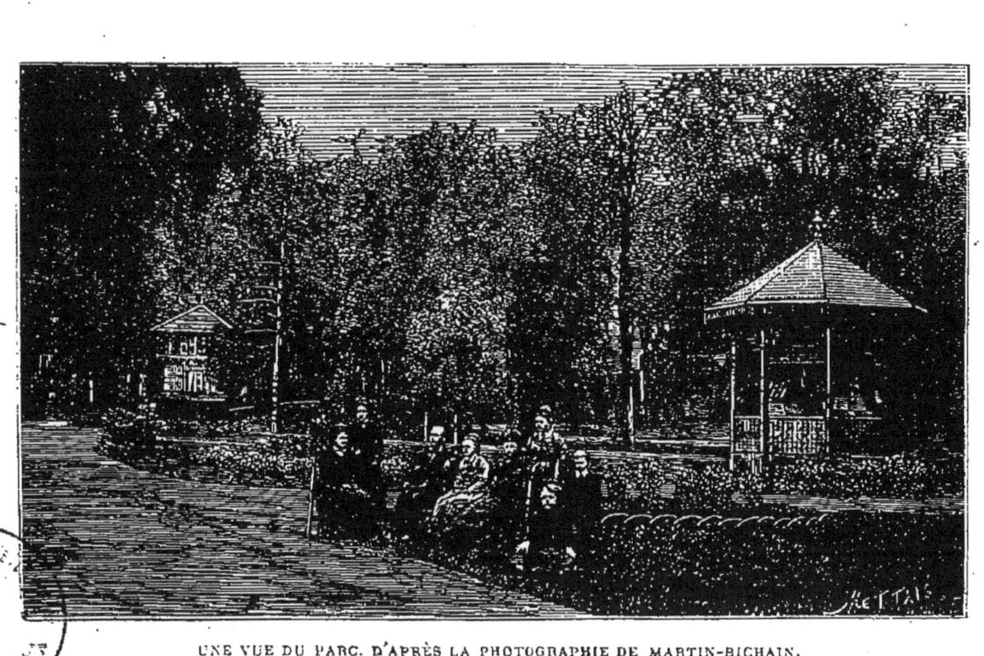

UNE VUE DU PARC, D'APRÈS LA PHOTOGRAPHIE DE MARTIN-BICHAIN.

www.ingramcontent.com/pod-product-compliance
Ingram Content Group UK Ltd.
Pitfield, Milton Keynes, MK11 3LW, UK
UKHW020443220726
13923UKWH00005B/2302

9 782019 241322